Bijay Kumar Gupta

Concept d'éthique médicale dans l'Ayurveda

AF135498

Bijay Kumar Gupta

Concept d'éthique médicale dans l'Ayurveda

ScienciaScripts

Imprint

Any brand names and product names mentioned in this book are subject to trademark, brand or patent protection and are trademarks or registered trademarks of their respective holders. The use of brand names, product names, common names, trade names, product descriptions etc. even without a particular marking in this work is in no way to be construed to mean that such names may be regarded as unrestricted in respect of trademark and brand protection legislation and could thus be used by anyone.

Cover image: www.ingimage.com

This book is a translation from the original published under ISBN 978-3-330-08889-4.

Publisher:
Sciencia Scripts
is a trademark of
Dodo Books Indian Ocean Ltd. and OmniScriptum S.R.L publishing group

120 High Road, East Finchley, London, N2 9ED, United Kingdom
Str. Armeneasca 28/1, office 1, Chisinau MD-2012, Republic of Moldova, Europe
Printed at: see last page
ISBN: 978-620-7-38860-8

TABLE DES MATIÈRES

<u>PRÉFACE</u>

La pratique de la médecine est considérée comme l'une des professions les plus nobles en Inde. Des termes comme *Praanacharya*, qui désigne le médecin compétent, sont en vogue depuis longtemps et témoignent de la plus haute considération pour le praticien médical, qui porte sur ses épaules le fardeau de la responsabilité du maintien de la dignité. Les attentes de la société à l'égard d'un praticien dépassent parfois les capacités de ce dernier. Cet écart entre les attentes et les performances conduit à des frictions entre le praticien et la société. De plus, le problème s'aggrave lorsque les praticiens ne respectent pas leur "éthique médicale". L'éthique médicale a une longue histoire qui varie selon les cultures et les organisations. Le système indien de médecine connu sous le nom d'Ayurveda, avec son arrière-plan philosophique hindou, fixe les normes les plus élevées pour un praticien, allant de la tenue vestimentaire à la conduite morale, etc. L'éthique médicale décrite dans l'*Ayurveda* couvre tous les aspects d'un praticien médical apprécié, en accord avec la noblesse de la profession et en répondant aux attentes de la société.

L'objectif principal est de défendre et de convaincre que l'éthique médicale n'est pas un nouveau concept donné par la médecine cosmopolite / conventionnelle, mais que sa description vivante est déjà disponible dans tous les textes anciens de l'Ayurveda. Nous devons nous imprégner de ces valeurs, de cet ensemble de traditions et de cette culture du travail pour développer, faire connaître et pratiquer l'ancienne éthique médicale indienne et ainsi faire revivre la gloire de l'Ayurveda.

Un effort sincère a été fait ici pour décoder le code éthique de la médecine ayurvédique et sa pertinence à l'heure actuelle, ainsi que pour mettre en lumière les normes éthiques qui font partie de la médecine indienne depuis longtemps. Je serai heureux si mon travail est apprécié par les lecteurs. J'espère que ce livre recevra un accueil favorable de la part des étudiants en médecine, des praticiens et d'autres confréries.

Dr. B.K.Gupta
drbijaykumargupta@gmail.com

2

INTRODUCTION

L'Ayurveda est le système de médecine traditionnelle indienne bien connu qui a évolué et s'est développé sur la base de la philosophie indienne et a donc établi des normes d'éthique élevées ou un code de conduite pour un médecin. Cette éthique englobe toutes les questions liées à la pratique médicale. La transmission de la santé et la guérison des maladies sont considérées comme nobles dans le système de médecine *ayurvédique*. Ce code de pratique vertueux est bien ancré dans l'*Ayurveda*, car on dit qu'il a été promulgué par les sages, qui étaient impartiaux et avaient pour seul objectif de fournir des soins de santé aux nécessiteux.

L'éthique médicale décrite dans l'*Ayurvéda* couvre tous les aspects d'un praticien médical apprécié, tout en respectant la noblesse de la profession et en répondant aux attentes de la société. Les questions éthiques mentionnées dans les classiques de l'*Ayurveda* sont principalement liées à la philosophie indienne, mais leur utilité et leur importance dans la pratique médicale actuelle sont d'autant plus grandes que la méfiance entre le patient et le médecin ne cesse de croître. Le respect de ces principes éthiques fondamentaux, avec les modifications nécessaires, le cas échéant, en fonction des changements d'époque et de culture, garantira le rétablissement de la gloire associée à la pratique médicale.

L'éthique médicale fait partie intégrante de l'Ayurveda et son incorporation dans l'enseignement médical et la pratique clinique d'aujourd'hui donnera d'excellents résultats. La noble profession de médecin sera davantage respectée si les principes anciens de l'Ayurveda, y compris l'éthique médicale, sont respectés à l'époque actuelle. L'Ayurveda, l'ancien système de médecine, a été largement influencé par la culture et les traditions de l'Inde ancienne. Les anciens médecins indiens, quel que soit leur statut officiel, étaient très honorés et considérés comme des membres de la famille. Il était traité comme un ami, un philosophe et un guide. Les médecins, pour leur part, avaient l'habitude de traiter les patients et leurs familles comme leurs proches.

Un code de conduite et d'éthique médicale très avancé et méticuleusement encadré existe en Inde depuis l'époque de Charak et de Sushruta, les représentants de l'Ayurveda. Le code de l'Ayurvéda s'adresse non seulement aux médecins et chirurgiens en exercice, mais aussi aux enseignants de cette science. L'éthique expliquée dans l'Ayurvéda ne s'applique pas seulement à la pratique de la médecine, mais aussi aux étudiants qui souhaitent étudier l'Ayurvéda. Ces codes expliquent la relation avec le patient, les parents des patients et discutent en détail de la sélection des étudiants pour l'étude de l'Ayurveda et du comportement des étudiants pendant la période de formation afin de maintenir la profession médicale avec beaucoup d'estime.

Les principes éthiques sont décrits en détail et des mesures ont été prises pour garantir leur respect. Les enseignants et les étudiants ont été éduqués de manière à ce que cette profession travaille pour le bien-être du patient souffrant. On rappelle constamment au médecin que l'objectif premier n'est pas de gagner de l'argent pour lui-même et sa famille, mais de soigner les patients.

SÉLECTION D'UN TEXTE MÉDICAL ET D'UNE SPÉCIALITÉ APPROPRIÉS

La première étape du code éthique de l'Ayurvéda pour un étudiant est la sélection du manuel médical idéal et d'un professeur compétent. Le professeur doit également sélectionner un étudiant ayant de bonnes qualités. La sélection du texte se réfère ici à la sélection d'une branche de l'Ayurvéda pour devenir expert dans une branche spécialisée comme *kayachikitsa, salyatantra*, etc. La dernière étape consiste à utiliser les connaissances acquises pour le bien-être de tous les êtres vivants.

Comme nous l'avons déjà mentionné, le processus d'apprentissage de la science médicale de l'Ayurveda commence par la sélection d'un texte. En Ayurveda, les textes sont appelés *samhitas et* écrits par de grands sages. Un étudiant désireux d'exercer une profession médicale doit choisir avec soin un texte approprié (branche ou spécialité comme la médecine, la chirurgie, etc.) de l'Ayurveda, en fonction de sa compétence à entreprendre le type de travail et de son engagement à obtenir le résultat souhaité du traitement.

Caractéristiques d'un texte médical : Acharya Charka déclare qu'"il existe plusieurs textes que les étudiants peuvent étudier. Seuls les textes médicaux qui possèdent les caractéristiques suivantes doivent être sélectionnés pour l'étude"

- Texte recommandé par de grands, illustres et sages médecins
- Ils contiennent des idées significatives et sont référencés par des chercheurs respectés et réputés.
- La description des textes est bénéfique pour le développement intellectuel des élèves des trois catégories (intelligents, moyennement intelligents et moins intelligents).
- La description doit être exempte de défauts de répétition
- Le sujet traité dans le texte est complet et exhaustif
- Ce livre devrait faire l'objet de commentaires érudits
- Ils sont exempts d'une présentation difficile
- La description doit être sans ambiguïté
- Ils transmettent leurs idées de manière très méthodique
- Rédigé avec l'engagement de transférer les connaissances
- Le contenu du livre est exempt de contradictions
- Il devrait y avoir une confusion concernant le contexte
- Le livre doit être capable de transmettre des idées rapidement
- La description du livre contient toutes les définitions et illustrations nécessaires.

Un manuel de ce type est comparé au soleil qui élimine l'obscurité et illumine le monde. L'étude d'une seule *samhita ne permet* pas d'en connaître l'essence définitive. C'est pourquoi le médecin doit essayer de comprendre le livre après avoir étudié plusieurs *samhita*.

LES QUALITÉS D'UN ENSEIGNANT IDÉAL

Les qualités d'un enseignant sont expliquées dans tous les livres classiques d'Ayurveda. Un professeur qui possède les qualités suivantes donnera des connaissances médicales à un bon étudiant comme les nuages saisonniers aident à faire pousser une bonne récolte dans une terre fertile. L'enseignant idéal possède les qualités suivantes.

- Doit avoir acquis une connaissance complète de la *Samhita*
- Acquérir des connaissances pratiques en traitant tous les types de maladies

- Capable de comprendre l'état du patient
- Habileté et capacité à diagnostiquer les maladies
- Capable de prescrire des médicaments adaptés au patient
- Il doit avoir les idées claires
- Il dispose de tout le matériel nécessaire au traitement
- Tous les organes sensoriels fonctionnent normalement
- Il connaît la nature humaine et sait que les principes du traitement, car l'Ayurveda explique que le traitement doit être planifié en fonction de la circonscription corporelle du patient.
- Son savoir n'est pas assombri par des pensées indésirables
- Il est exempt de vanité, d'envie et de colère
- Il doit être très travailleur et capable de travailler pendant des heures prolongées en cas d'urgence.
- Il doit être affectueux envers tous ses élèves
- Il doit être capable d'exprimer son point de vue avec clarté.

On ne peut acquérir aucune expérience pratique auprès d'un gourou ou d'un enseignant qui ne dispose pas de l'équipement nécessaire pour dispenser un traitement. Une connaissance trop approfondie d'autres branches de la science peut avoir pour effet d'éclipser les connaissances médicales. Un enseignant idéal doit être exempt de tels concepts confus et servir d'aide à la pratique médicale, et le médecin intelligent devrait alors en tirer profit. Les catégories de personnes qui ne méritent pas d'être médecins sont également clairement expliquées dans la Samhita.

- Celui qui considère que la médecine est très difficile à pratiquer
- Celui qui n'aime pas soigner les patients en pensant à leur corps impur
- Son lieu de naissance n'est pas propice à la connaissance de cette science. Cela signifie qu'il n'a pas vu de plantes médicinales
- Il est âgé et capable d'achever l'étude de cette vaste science

Seules les personnes exemptes de ces défauts devraient aspirer à la profession médicale et choisir une branche ou une spécialité appropriée de la science médicale. L'étudiant doit suivre les instructions et les directives qui lui sont données dans le cadre de l'apprentissage et des autres activités quotidiennes, conformément aux instructions de l'enseignant. Cela rend les étudiants irréprochables et brillants. Dans le cas contraire, il ne s'agira pas d'un apprentissage correct et fructueux. L'élève qui possède toutes les qualités susmentionnées doit suivre l'enseignant.

TROIS MÉTHODES D'ACQUISITION DES CONNAISSANCES

L'Ayurveda préconise trois moyens d'obtenir la connaissance. Il s'agit de

- L'étude
- L'enseignement
- Discours et séminaires professionnels

PROCÉDURES D'ÉTUDE

L'étudiant qui souhaite étudier l'Ayurveda doit suivre un certain code de discipline, comme indiqué ci-dessous :

- L'étudiant doit être en bonne santé et entièrement dévoué à l'acquisition des connaissances.

- Il doit se lever tôt le matin
- Il doit prier les dieux, les sages, les enseignants, les personnes âgées et les personnes éclairées.
- Il doit s'asseoir dans un endroit confortable et propre
- Il doit réciter la leçon avec une concentration totale
- Après l'avoir bien compris, il doit le réciter à plusieurs reprises afin d'acquérir une connaissance claire du sujet.
- Il doit s'efforcer d'acquérir une connaissance de la théorie et des aspects pratiques de la science médicale.

LES QUALITÉS D'UN BON ÉTUDIANT

Tous les étudiants ne sont pas aptes à poursuivre des études de médecine. L'acceptation ou le rejet de l'étudiant est laissé à la discrétion du gourou indien. L'enseignant ou le gourou, qui a décidé d'enseigner, doit d'abord observer la personne qui se présente comme élève, afin de s'assurer qu'elle possède certaines qualités physiques, morales et intellectuelles.

Acharya Charak explique qu'un bon étudiant doit posséder les qualités suivantes

- Tranquillité d'esprit
- La générosité
- Aversion pour les actes méchants
- Langue claire (clarté d'élocution)
- Détermination à acquérir des connaissances
- Absence de complexité
- Intelligent
- Pouvoir de raisonnement
- Bonne mémoire
- Ouverture d'esprit
- Dévoué à la profession médicale
- Recherche de la vérité
- Perfection physique
- Sens non altérés
- Modestie
- Absence d'ego
- Capacité à comprendre le sens réel du sujet traité
- Ne pas être de nature irritable
- Pas de dépendance à des habitudes indésirables
- Bon caractère
- La pureté
- Avoir une bonne conduite
- L'amour de l'étude
- Enthousiasme pour d'autres sciences connexes
- Disposition sympathique
- Dévotion à l'étude
- Une sensation ininterrompue pour comprendre la science

- Enthousiasme pour l'étude pratique de la science
- Absence de cupidité et de paresse
- Sympathie envers tous les êtres vivants
- Obéissance à toutes les instructions de l'enseignant
  Dévotion et soumission à l'enseignant

Acharya Sushruta a expliqué les qualités de l'étudiant qui aspire à devenir chirurgien :

- L'étudiant doit appartenir à une bonne famille
- Il doit être jeune pour apprendre les techniques de la chirurgie.
- Les étudiants doivent avoir la quête de la connaissance
- Pureté de l'esprit et du corps
- Bon comportement
- Contrôle des organes sensoriels
- Vigueur et courage
- Capacité de travail
- Concentration pendant l'étude
- Le contentement
- Capacité de rétention
- Pouvoir de penser et de saisir les idées
- Confiance dans la compréhension et la pratique de la chirurgie
- La langue, les lèvres et le bout des dents sont minces.
- Un visage, des yeux et un nez dignes de Dieu
- L'esprit composé
- Une langue attrayante
- Confiance en soi dans les situations difficiles

Les étudiants ayant des qualités opposées ne devraient pas être considérés comme aptes à apprendre cette science. La discipline chirurgicale exige certaines normes strictes, car le chirurgien doit travailler dans différentes situations avec soin.

LES PROCÉDURES D'ENSEIGNEMENT

Les élèves sélectionnés ont été intégrés à l'école Ayurveda lors d'une cérémonie religieuse appelée *Sishyopanayana Samskra*. Ce terme signifie littéralement "rapprocher les élèves de l'enseignant". Comme il s'agit d'une cérémonie religieuse, elle n'a lieu que lors d'un jour propice. Cette cérémonie permet aux étudiants d'être mentalement aptes à poursuivre correctement leurs études.

- L'étudiant doit prendre un bain et porter une tenue propre et adaptée à l'occasion. Il doit se présenter au lieu de la cérémonie en tenant une lampe allumée à la main. En Inde, la lampe est considérée comme de bon augure.
- Il doit apporter du feu, du ghee, de la pâte de bois de santal, une jarre en terre remplie d'eau, des guirlandes, une lampe, des perles, du corail, des vêtements de soie, des bâtons de certains arbres de bon augure, des grains de riz, des fleurs blanches en vrac, de la nourriture et des sucreries.
- Une structure surélevée de forme carrée sera construite dans les locaux de l'école à cet effet. Elle sera située dans

un endroit très propre et aura quatre côtés dessinés de part et d'autre. L'endroit sera enduit de bouse de vache et recouvert de *Kusha*, une variété d'herbe, et décoré de fleurs et d'ornements. La structure de forme carrée sera décorée de fleurs et d'ornements. Le feu sera allumé à cet endroit à l'aide de brindilles sèches de plantes médicinales sélectionnées.

- L'enseignant doit s'asseoir face à l'est. Il doit connaître parfaitement la procédure des rituels avec la pureté de l'esprit. Il doit offrir des oblations de miel et de ghee au feu en récitant des hymnes pour prier les dieux.
- L'élève doit suivre l'enseignant. Après avoir offert des prières, l'élève doit faire un tour de feu en le gardant sur le côté droit. Après avoir fait le tour et récité les hymnes prescrits, les élèves doivent adresser des prières à l'enseignant.

DES INSTRUCTIONS À L'ÉLÈVE SUR SON COMPORTEMENT GÉNÉRAL

En un jour propice, après avoir salué les dieux, les anciens et les enseignants et après avoir observé les formalités prescrites, l'étudiant doit commencer l'étude devant le feu, les érudits et les médecins, l'enseignant fera le serment préliminaire selon lequel ses étudiants doivent.. :

- Observer la chasteté
- Maintenir l'hygiène corporelle
- Ne dire que la vérité
- Suivre un régime végétarien
- Adopter le régime alimentaire le plus propice à la promotion de l'intellect
- S'abstenir d'envier
- Ne pas porter d'arme

L'élève doit agir :

- Sans ego
- Avec affection et bienveillance
- Avec un esprit tranquille
- Avec modestie
- Avec une concentration totale
- Sans jalousie
- Par l'obéissance

L'élève doit toujours

- Obéir aux instructions de l'enseignant
- Dévoué à l'enseignant
- S'abandonner à l'enseignant
- Être subordonné ; se comporter de manière à plaire à l'enseignant
- Doit suivre l'enseignant comme un fils ou un serviteur

L'étudiant doit s'efforcer de développer ses connaissances, de faire de son mieux pour sauver la vie de son patient et le guérir de sa maladie, de veiller au bien-être de tous les êtres vivants afin de réussir dans la profession médicale, de gagner en richesse et en renommée.

L'étudiant doit s'abstenir :

- L'engouement

- Fureur
- L'avarice
- Perplexité
- Fierté
- L'égocentrisme
- Jalousie
- L'indifférence
- La trahison
- Tromperie
- Oisiveté
- Infamie

L'étudiant doit être :

- Pureté de l'esprit et du corps
- Avoir les ongles et les cheveux coupés
- Porter un chiffon propre
- Suivre la vérité
- Effectuer la pénitence
- Contrôle de tous les organes.
- Salutation

Il est difficile d'acquérir une connaissance complète de cette science. C'est pourquoi l'étudiant doit faire tous les efforts possibles pour acquérir des connaissances dans ce domaine.

- Être en contact permanent avec les dernières avancées dans cette science
- S'efforcer d'acquérir les qualités requises
- Apprenez des qualités nobles similaires, même de vos ennemis, sans aucune jalousie.
- Considérer l'univers entier comme son professeur.
- Comportez-vous bien avec les érudits, les enseignants, les anciens, les personnes qui ont atteint la perfection et aussi avec le feu.

L'élève doit suivre les instructions et les lignes directrices qui lui sont prescrites dans l'apprentissage ainsi que dans d'autres activités quotidiennes, selon les conseils de l'enseignant. Cela rend l'élève irréprochable et brillant, sinon cela serait considéré comme un apprentissage inapproprié.

L'étudiant devrait entrer dans le domaine professionnel.

- Après avoir étudié à fond la science de la vie.
- Ayant acquis la connaissance de la Samhita.
- Avoir observé les pratiques d'autres médecins érudits.
- Après avoir acquis des connaissances pratiques complètes.
- Participer à des séminaires et à des discussions académiques.
- Avoir obtenu la permission (licence) des autorités pour commencer une pratique indépendante. C'est dans le Sushruta Samhita que l'on trouve la première référence à l'obtention d'une autorisation des autorités avant le début de la pratique médicale. Cela indique que seuls les médecins qualifiés étaient autorisés à pratiquer l'art et la science de la médecine. Ce système est presque similaire au système actuel d'enregistrement des médecins.

Après avoir acquis la connaissance de la médecine, un médecin était autorisé à commencer à pratiquer la médecine. Ce n'était pas la fin de l'apprentissage, mais il lui était conseillé de poursuivre régulièrement ses études, car il n'y a pas de fin à l'acquisition de la connaissance de l'Ayurveda.

- S'efforcer encore et encore d'approfondir les écritures
- Clarté des expressions
- Compréhension des différents concepts de la science et des sciences connexes
- Pouvoir d'oraison

L'étudiant doit acquérir une connaissance complète de cette science. Cela l'aide dans tous les domaines :

- Apporte la célébrité
- Favorise la longévité
- Nourrit l'esprit
- Acceptable pour les citoyens

CONDUITE PROFESSIONNELLE ET COMPÉTENCE PROFESSIONNELLE

Acharya Sushruta a indiqué qu'un médecin devait respecter certains codes de conduite avant de commencer à exercer sa profession de manière indépendante :

- Ayant coupé ses ongles et ses cheveux courts
- Être pur et propre
- Ayant revêtu des vêtements blancs
- Disposer de tout le matériel nécessaire
- Porter des chaussures adaptées
- Robe simple et soignée
- Avoir une attitude joyeuse
- Parler clairement et agréablement
- Ne pas faire preuve de pouvoirs magiques
- Être amical envers tous les êtres vivants
- Prendre l'assistance de bons accompagnateurs

Acharya Sushruta compare les connaissances théoriques et pratiques aux deux roues d'un char. Le médecin qui est compétent dans l'application théorique et pratique de ses connaissances et qui est intelligent est capable de servir l'humanité en lui apportant la santé, comme le char à deux roues accomplit avec succès son travail sur le champ de bataille. Celui qui est ignorant dans l'application pratique des traitements tue les patients.

Il a été conseillé au médecin de maintenir une bonne hygiène corporelle, de ne dire que la vérité, de suivre un régime alimentaire propice à l'épanouissement de l'intellect, de s'abstenir de toute envie et de ne porter aucune arme, d'être dévoué et d'obéir à ses professeurs et de leur rendre hommage.

Acharya Sushruta a donné certaines directives aux chirurgiens.

- Doit être un expert dans les principes de cette science
- aurait dû voir le traitement de nombreuses maladies
- Il aurait dû traiter lui-même de nombreuses maladies

- Doit être expert en diverses procédures chirurgicales
- Doit être toujours propre
- Il faut être courageux
- Il doit être prêt avec tous les instruments nécessaires et autres éléments essentiels.
- Ne pas confondre
- Doit être intelligent
- Ne pas avoir peur en cas d'urgence
- Doit être habile
- Il faut toujours dire la vérité

Dans la Bhela Samhita, les qualités et le comportement du médecin sont expliqués en détail :

- Il doit être un expert dans le traitement des patients
- Il doit lui-même être exempt de maladies
- Il a suivi une formation pratique complète
- Il devrait traiter lui-même les patients
- Il connaît l'application des principes de traitement de manière adéquate
- Il doit faire preuve d'audace
- Il doit faire preuve de patience
- Il a un bon talent
- Bon niveau d'intelligence
- Il doit faire preuve de logique dans le diagnostic et le traitement
- Il doit être courageux, charitable et fort
- Il ne doit pas se féliciter lui-même
- Il ne doit pas s'embrouiller lorsqu'il diagnostique et traite un patient.
- Il doit avoir le contrôle de ses organes sensoriels et de son esprit.
- Il doit connaître les différentes variétés de médicaments et les procédures de traitement.
- Il doit savoir utiliser les différents médicaments dans les conditions appropriées. La Charak Samhita est le

premier traité dans lequel des codes éthiques détaillés sont expliqués. C'est pourquoi la Charak Samhita est considérée comme l'origine de l'éthique médicale. L'Acharya Charak insiste sur le fait que le médecin doit agir :

- Sans ego
- Avec bienveillance et affection envers les patients
- Avec un esprit tranquille
- Avec modestie
- Avec une attention particulière
- Sans jalousie
- Par l'obéissance

Le discours du médecin doit être le suivant :

- Agréable
- Pure
- Vertueux
- Bienheureux

- Excellent
- Vérité
- Utile
- Modéré
- Le comportement du médecin doit être adapté au moment et au lieu, sur la base de la mémoire des expériences passées.
- L'apparence et la tenue vestimentaire du médecin doivent lui donner un air modeste

Acharya Sushruta ajoute que le médecin doit considérer le patient comme son fils et le traiter car le patient ne doutera jamais de son médecin, même s'il doute de sa mère, de son père, de ses fils ou d'autres membres de sa famille.

Kashyapa mentionne les qualités d'un bon médecin qui peut être un bon pédiatre

- aurait dû étudier en détail la science de la vie
- Doit avoir acquis des connaissances auprès de grands érudits

  Doit avoir des connaissances dans d'autres sciences connexes

  Avoir été témoin du traitement de plusieurs maladies

  Il doit lui-même avoir une expérience clinique et pratique approfondie

  Doit être efficace et attentif

  Doit posséder les compétences nécessaires pour traiter les patients

  Doit être toujours propre

  Doit avoir une bonne apparence

  Doit avoir de l'affection pour tous les êtres vivants

  Il s'efforce toujours de soulager la douleur et la misère de ses patients.

  Doit traiter ses patients avec humanité

  Doit se consacrer à la vérité, à la compassion, au don et à la modestie
- Doit vénérer les dieux, respecter les érudits et les enseignants.
- Doit être un expert dans le traitement des patients dans des conditions compliquées.
- Respecter les aînés
- Il faut toujours s'attacher à maintenir et à respecter la justice
- Il ne doit pas avoir de peur, d'avidité, d'ambition démesurée, de confusion et de colère.
- Ne pas dire de mensonges
- Ne doit pas penser à faire du mal à autrui
- Ne doit pas consommer de boissons alcoolisées
- Il faut toujours parler en bien et en positif
- Ne pas avoir de mauvaises habitudes

Acharya Vagbhata décrit les qualités d'un médecin. Elles sont les suivantes :

- Avoir des connaissances claires
- Pieux
- La fermeté dans les concepts
- Toujours aimable
- Beau et bien habillé
- A étudié plusieurs Samhita
- Connaître correctement l'état pathologique du patient

- Avoir une bonne connaissance de l'Ayurveda
- Connaître les applications pratiques des procédures de traitement
- Connaissance de cette science grâce à un excellent professeur
- Traiter les patients comme ses enfants

Hareeta a également exprimé une opinion similaire sur le comportement du médecin. Selon lui, les médecins doivent être :

- Adepte du dharma
- Libre de tout intérêt personnel
- Calme
- Propreté du corps et de l'esprit
- Honnêteté
- Courageux
- Pas de crainte lors du traitement des patients
- Bonne capacité de prise de décision
  Éligible
  Intelligent
  Connaître toutes les maladies
  Pas de cupidité
  Agréable
- Avoir toutes les qualités d'un bon médecin.

Acharya Charak a expliqué en détail les qualités d'un médecin. Selon lui, le médecin est celui qui

- Qui traite les patients correctement
- Qui a étudié plusieurs textes de cette science
- Qui est formé à l'application pratique de ses connaissances
- Qui connaît tous les aspects de la vie de manière précise et approfondie
- Qui a acquis une expérience pratique complète
- Qui est pur de corps et d'esprit
- Qui considère que tous sont égaux
- Qui est en pleine possession de ses moyens
- qui dispose de tous les médicaments et équipements nécessaires
- Qui a une connaissance directe de la constitution du corps humain ?
- Qui a la rapidité d'application

Le médecin doit également avoir des connaissances à la fois théoriques et pratiques. La déduction et l'imagination sont deux outils nécessaires pour diagnostiquer correctement la maladie. Il doit avoir une bonne intelligence et une bonne mémoire. L'ingéniosité et la rapidité sont les conditions de base. Le médecin doit également posséder :

- Une compréhension claire de la théorie
- Une grande expérience pratique
- Compétence
- Pureté du corps et de l'esprit

Les aspects les plus importants qui déterminent la capacité à planifier le traitement sont les suivants :

- Connaissances scientifiques
- Compétences techniques
- Compréhension humaine

Kashyap estime qu'un médecin :

- Avoir obtenu des autorités l'autorisation de pratiquer la médecine.
- Doit porter des vêtements blancs et propres
- Doit arranger ses cheveux correctement
- Ne pas être excité ou confus pendant le traitement
- Avoir des connaissances sur les maladies existantes
- Il faudrait d'abord parler au patient lui-même
- Avoir une bonne capacité de communication
- Ne doit pas entrer chez le patient sans qu'il ait été appelé pour un traitement

Le médecin doit toujours respecter :

- Dieu
- Incendie
- Sages
- Enseignants
- Aînés
- Personnes ayant atteint la perfection

Acharya Charak rappelle le rôle d'un médecin à tous les professionnels de ce domaine. Il explique que le rôle du médecin dans le traitement d'un patient est le suivant :

- Un homme soulève l'autre qui est tombé
- Une main secourable, à temps, pour le tirer vers le haut
- Pour lui éviter de sombrer dans les sables mouvants de la maladie.

L'approche du médecin dans le cadre du traitement du patient est la suivante :

- Prévenir les incendies de forêt
- Manipulation de l'œuf fraîchement éclos
- Porter la marmite pleine d'huile
- Garder le troupeau de vaches

Les médecins devraient être :

- Bonne connaissance de la pluridisciplinarité
- Caractère élevé
- Une grande gentillesse
- Compassion pour être de vrais amis
- Philosophes et guides de tous, du paysan au prince
- Confier leur santé et leur bonheur aux soins efficaces et aimants des patients

Un médecin ne devrait pas l'être :

- Gourmande
- Maléfique

- Fraude

- Cruel

- Alcoolique

- Paresseux

- Timide et instable

- Craintif

- Le cœur faible

- Faire des travaux dégradants

- Désireux de s'enrichir

- Ignorant le *vaidyashaastra*

Le médecin ne sera pas respecté par la population malgré une bonne connaissance de l'Ayurveda, s'il.. :

- Porte des vêtements impurs

- Parle durement et rudement

- Se félicite

- Ne sait pas comment s'y prendre avec les patients

- Vient à traiter sans appeler

Lignes directrices sur le traitement des patients (précautions)

Le médecin qui veut atteindre la vertu, la richesse, la jouissance et la célébrité doit traiter les personnes suivantes avec soin :

- Prêtres
- Rois
- Les femmes
- Les enfants
- Ancienne
- Timide

- Fonctionnaire

- Joueur

- Débilité

- Coin-coin

- Ceux qui cachent les maladies

- Pauvre

- Avare

- Enragé

- Sans contrainte

- Orphelins

Il est conseillé au médecin de ne pas prescrire de médicaments à certaines personnes. Il s'agit des personnes suivantes

- Qui sont rejetés par le roi et les nobles

- Qui déteste le roi et les nobles
- Qui semblent très artificiels dans leur comportement
- Qui sont méchants
- Qui ont une mauvaise conduite et un mauvais comportement
- qui font l'objet d'allégations qui n'ont pas été réglées par les tribunaux
- Dont la mort est imminente

Selon Acharya Charak, le médecin ne doit administrer aucune sorte de traitement, qu'il s'agisse de thérapies *Shamana, Shodhana ou Brimhana,* aux patients.

- qui n'ont pas été blanchis des allégations qui pèsent sur eux
- Qui sont très pauvres

- Qui se font passer pour des médecins
- Qui ont un comportement violent
- Qui se complaisent dans divers actes impies
- Dont les forces sont épuisées
- Qui a la chair décharnée et le sang diminué

Prendre de tels patients sous son traitement est un acte pécheur ; le médecin sera donc diffamé en raison de ses actes pécheurs. Encore une fois, l'idée de ne pas administrer de thérapies *Shodhana* à une personne pauvre est qu'elle n'a pas les moyens de payer le coût du traitement. Le médecin ne doit pas traiter la personne qui a une aversion pour la médecine :

> Médecins
>
> Médicaments
- Nourriture et boissons
- Enseignants
- Amis

Astanga Hridaya est un autre livre écrit par Acharya Vagbhata. Il explique qu'un médecin ne doit pas traiter les personnes appartenant aux catégories suivantes :

- Rejetée par les médecins et le roi
- Ceux qui haïssent les médecins et le roi
- Ne pas disposer des équipements nécessaires pour traiter le patient
- Occupé à d'autres travaux
- Ne pas suivre les instructions du médecin
- Proche de la mort
- Violent, colérique et méchant

- En deuil
- Craintif
- Ingrat
- Se prend pour un médecin

Acharya Sushruta stipule qu'un médecin ne doit pas traiter :

- Ceux qui tuent les animaux
- Ceux qui tuent les oiseaux
- Ceux qui sont déchus de leur moralité/qui commettent   des actes cruels

- Ceux qui sont impliqués dans des actes destructeurs .

La Hareeta Samhita décrit les personnes qui ne conviennent pas au traitement :

- Chasseurs
- Voleurs
- Étrangers
- Qui brûlent les cadavres
- Pêcheurs
- Ennemis
- Interdiction d'entrer dans le village
- Femme sans chasteté
- Ceux qui vendent de la viande

Yogaratnakara conseille au médecin de ne pas traiter :

- Personnes idiotes
- Voleurs
- Pécheurs et méchants
- Meurtriers
- Les tueurs de poissons
- Ceux qui détestent les médecins.

Le Bhishajya Ratnavali fait également référence aux personnes inéligibles à un traitement et explique qu'un médecin ne doit pas traiter les personnes inéligibles :

- Agir selon son bon vouloir
- Proche de la mort
- Manque de matériel pour le traitement
- Détester le médecin
- Manque de confiance dans le traitement
- Ayant des doutes sur tous les
- Ne pas suivre les conseils du médecin.

INSTRUCTIONS SUR LA CHARITÉ (NON-EXPLOITATION)

Un médecin doit traiter un patient jusqu'à ce qu'il y ait un signe de vie en lui et jusqu'à ce que le patient devienne *nirindriya* (absence des fonctions des organes sensoriels et des fonctions supérieures), même s'il y a des signes de mort imminente car, parfois, le patient peut se rétablir grâce au *Kaala et au Vaidyayoga* (compétence du médecin).

Un médecin ne doit pas traiter avec avidité et donner un traitement pour de l'argent. S'il veut de l'argent pour gagner sa vie, il peut en recevoir du roi et des personnes fortunées en donnant un traitement.

Selon Acharya Sushruta, un médecin ne doit pas accepter d'argent :

- Personnes éduquées

- Enseignant

- Pauvre

  Ami

- Sage

- Recherche

- Homme vertueux

- Sans défense

Dans la Hareeta Samhita, nous trouvons également une description presque similaire. Un médecin ne doit pas accepter d'argent de :

- Saints
- Personnes éduquées
- Les femmes
- Les enfants
- Les pauvres
- Personnes faibles
- Les sages
- Érudits
- Personnes pieuses
- Experts des *védas*
- Personnes honnêtes
- Personnes sans défense
- Les personnes sans aucun lien de parenté

Le médecin peut recevoir de l'argent :

- Roi
- Personnes fortunées
- Dirigeant d'une province
- Commandant de l'armée

Le médecin doit faire preuve d'une grande prudence lorsqu'il traite des marchands, des prêtres, des érudits et des astrologues.

LE COMPORTEMENT ET LE CARACTÈRE DU MÉDECIN LORS DES VISITES :

Acharya Vagbhata indique que le médecin ne doit se rendre au domicile du patient qu'après avoir été appelé. Il doit être bien habillé. Il doit trouver la cause de la mauvaise santé du patient et ne pas laisser son esprit se distraire (ne penser qu'au patient). Il doit examiner, diagnostiquer et planifier le traitement. Il doit utiliser ses compétences pour gérer les différents stades d'une maladie. Le médecin ne doit pas :

- Traiter les femmes en l'absence de leur mari ou de leur tuteur
- Accepter des objets donnés par une femme sans l'autorisation de son mari ou de son tuteur
- Pénétrer dans le domicile du patient sans être accompagné d'une personne connaissant les lieux
- Avoir un accompagnateur qui s'est vu refuser l'autorisation d'entrer sur le territoire.

En entrant dans le domicile du patient, le médecin doit être.

- Bien habillé
- La tête baissée
- Avoir une bonne mémoire
- Concentration de l'esprit
- En réfléchissant bien

Selon Sushruta, le médecin doit entrer dans la résidence du patient lorsqu'il y a de bons signes liés à la maladie :

- Messager
- Signes auspicieux
- Un bon présage
- Autres objets auspicieux comme les lampes, etc.

Après avoir pénétré dans la résidence du patient, sa parole, son esprit, son intelligence et ses sens doivent être entièrement consacrés aux aspects du traitement du patient et aux questions connexes.

Après avoir procédé à l'examen approprié du patient, le médecin :

- Doit traiter les maladies curables
- Doit maintenir les maladies maintenables
- Peut rejeter les maladies de plus d'un an et celles qui sont incurables.

Selon Acharya Charak, les médecins ont deux objectifs. Ils sont les suivants :

- Promouvoir et préserver la santé et la force des individus en bonne santé
- Éliminer la maladie dont souffre le patient

Lorsque le médecin se rend au domicile d'un patient pour le soigner, il doit rechercher la cause de la maladie ou la raison pour laquelle il a été appelé, et ne doit pas s'intéresser à d'autres choses que le patient dans la maison.

COMPORTEMENT AVEC LES FEMMES DANS LA MAISON DU PATIENT ET EN GÉNÉRAL

- Ne pas parler inutilement aux femmes
- Ne pas accepter la nourriture offerte par eux
- Il convient de maintenir la distance en s'adressant à eux et de leur témoigner le respect qui leur est dû.
- Il faut se comporter correctement avec eux
- Ne pas montrer d'affection à leur égard
- Ne doit rien recevoir de la part d'une femme si celle-ci n'est pas connue de son mari.
- Ne doit pas entrer dans la maison à leur insu
- Ne pas parler ou s'asseoir avec la femme dans un endroit isolé.

- Ne doit pas voir la femme qui exprime un quelconque désir

- Ne pas rire avec eux

- Doit rejeter l'amour ou l'affection exprimés par la femme

Sushruta ajoute que le médecin ne doit rien recevoir de la part de femmes inconnues, ni s'asseoir ou parler avec elles dans des endroits isolés. Le médecin doit s'abstenir de s'asseoir, de vivre et de parler légèrement avec les femmes. Il ne doit accepter d'elles aucun cadeau autre que de la nourriture.

Les Acharya ont également donné certaines lignes directrices aux médecins concernant certaines pratiques éthiques nécessaires.

- Il ne doit pas révéler à d'autres les secrets du patient et du parti.

- Ne pas divulguer la maladie et l'état de santé à d'autres personnes

- Il ne faut pas dire la vérité au patient même si des *arishta lakshanas* sont observés, suggérant une mort imminente.

- Doit toujours encourager le patient

- Le traitement ne doit pas commencer si le patient est proche de la mort ou si la maladie est incurable et sans médicaments appropriés.

- Doit prescrire des médicaments corrects et adaptés

- Ne pas rejeter la responsabilité du patient sur les autres

- ne doit pas prescrire des médicaments qu'il a lui-même formulés

- Doit analyser les différents stades de la maladie, l'état du corps, l'*aushadha* (traitement), le stade de la maladie et l'âge du patient.

- Prévoir tous les médicaments d'urgence

- Ne doit pas blâmer les autres médecins, ni critiquer les traitements administrés par d'autres médecins.

- Il faut planifier le traitement après en avoir discuté avec des médecins expérimentés.

- Il doit être audacieux, prompt, incontestable, avec un esprit et une vision clairs, doux et attrayant, non contradictoire et religieux par nature.

- Il faut toujours penser au bien-être de tous les êtres humains

INSTRUCTIONS SUR LE RESPECT DE LA VIE PRIVEE ET DE LA CONFIDENTIALITE

Acharya Charak précise que le médecin ne doit pas divulguer les coutumes de la famille du patient à une autre personne. Il ne doit pas non plus révéler la possibilité d'une mort imminente au patient ou à ses proches. Cela pourrait choquer le patient ou ses proches.

Acharya Vagbhata conseille de ne pas annoncer l'imminence de la mort sans y avoir été spécialement invité, ni de dire quoi que ce soit sur la proximité de la mort même si on le lui demande. Cela pourrait entraîner une aggravation soudaine de l'état du patient.

Vagbhata insiste également sur le fait que le médecin ne doit rien révéler à autrui de l'état de son patient. Il s'agit de préserver le secret professionnel. Il est également conseillé au médecin de ne pas divulguer une maladie grave, même au patient, tout d'un coup. Hareeta mentionne qu'un patient ne doit pas se faire soigner par ceux qui se comportent eux-mêmes comme des médecins et qui sont avides.

LES RELATIONS ET DISCUSSIONS PROFESSIONNELLES :

Le médecin doit participer à une discussion avec d'autres médecins et des spécialistes de cette science. Les avantages de ces séminaires sont les suivants

- Promouvoir le pouvoir d'application pratique de ses connaissances
- Encourager une bonne concurrence
- Clarifier les connaissances existantes
- Améliore l'art de la communication
- Augmente sa popularité
- Lève les doutes
- Confirme et valide ses connaissances existantes
- Lui fait connaître de nombreux nouveaux développements.

Ces séminaires doivent se dérouler dans un bon environnement. Le médecin doit avoir des discussions amicales avec d'autres médecins qui possèdent certaines qualités. Ces qualités sont les suivantes

- Possède d'excellentes connaissances scientifiques
- Capacité d'argumentation et de contre-argumentation
- qui ne s'irritent pas des contre-arguments
- Qui ont des connaissances claires
- Qui ne sont pas jaloux
- qui sont prêts à accepter de nouvelles idées
- Qui ont la capacité de convaincre les autres
- capables de gérer des situations difficiles
- Qui peut s'adresser aux autres avec dignité

Acharya Charak explique que lors de séminaires ou de discussions, le médecin ne doit pas.. :

- Avoir peur d'être vaincu
- Célébrez votre victoire en battant vos adversaires
- Se vanter d'avoir vaincu d'autres savants
- Avoir des opinions non scientifiques.

Lors des séminaires, un érudit doit décrire avec politesse une chose que son adversaire ne connaît pas. Il ne doit pas obliger les autres à accepter ses idées par quelque autorité que ce soit.

APHORISMES SUR L'HUMANITÉ

L'Acharya Charak dit que le médecin doit avoir des considérations humanitaires et de l'amitié pour tous, de la compassion pour tous les patients, se consacrer au traitement des patients qui peuvent être guéris et être prêt à accepter l'inévitable dans les cas où le traitement est difficile. Le médecin doit examiner la durée de vie des patients. Lorsqu'il traite des patients graves, il doit obtenir l'autorisation des autorités nationales. L'ensemble du traitement dépend en effet de ces connaissances.

Acharya Charak indique que le médecin doit avoir pour objectif de promouvoir et de préserver la santé et la vigueur des personnes en bonne santé et de guérir la maladie chez les personnes souffrantes et affectées.

La Hareeta Samhita explique qu'il n'est pas idéal pour un médecin d'accepter de l'argent des saints, des grands érudits, des enfants de femmes, des pauvres, des personnes affaiblies, des religieux, des autorités des Vedas, des indigents et de ceux qui n'ont personne pour s'occuper d'eux.

Selon Acharya Sushruta, le médecin ne doit pas prendre l'argent des gens bien informés, des enseignants démunis et des amis qui lui demandent de l'aide par charité.

Un médecin ne doit pas traiter les patients avec avidité et uniquement pour gagner de l'argent. S'il veut de l'argent pour gagner sa vie, il peut l'obtenir du roi ou d'une personne fortunée en donnant un traitement.

Un médecin ne doit pas avoir un mauvais comportement, frauder, être méchant avec ses patients, alcoolique, paresseux, craintif, pathétique, faire des travaux indignes et être désireux de s'enrichir.

L'approche du médecin au cours du traitement revient à éviter un feu de forêt, à contrôler l'œuf fraîchement sorti de l'œuf, à porter le pot rempli d'huile et à protéger le troupeau de vaches.

Le rôle du médecin dans le traitement d'un patient est celui d'un homme qui soulève l'autre qui est tombé, une main secourable à temps pour le relever et l'empêcher de sombrer dans les sables mouvants de la maladie.

Vagbhata conseille de traiter les patients en les considérant comme ses enfants. Acharya Sushruta ajoute que le médecin doit considérer le patient comme son fils et le traiter car le patient ne doutera jamais du médecin, même s'il doute de sa mère, de son père, de ses fils ou de ses proches.

Le Bhaishajya Ratnavali, un livre sur la préparation des médicaments, explique que le médecin doit traiter un patient jusqu'à ce qu'il y ait *Praana in Kantha* (signes de vie) et jusqu'à ce que le patient devienne *Nirindriya* (absence de fonctions sensorielles), même s'il y a des signes suggérant une mort immédiate.

OBLIGATIONS DU MÉDECIN EN CAS DE SUSPICION

La préservation de la vie humaine est d'une importance capitale. Notre ancien texte, le Charka Samhita, décrit également que la préservation de la vie humaine par un praticien est d'une grande valeur. Que le patient soit une personne innocente ou un criminel passible de sanctions en vertu des lois de la société, le praticien a l'obligation de préserver la vie afin que l'innocent soit protégé et que le coupable soit puni. En cas de suspicion d'empoisonnement, si une personne est amenée à recevoir un traitement médical, elle devrait immédiatement bénéficier d'une aide sociale pour préserver sa vie et, par la suite, le droit pénal procédural devrait pouvoir s'appliquer afin d'éviter un décès par négligence. Un praticien travaillant à l'hôpital public, positionné pour répondre à l'obligation de l'État, est donc tenu d'apporter une assistance médicale pour préserver la vie et ne pas permettre qu'une personne meure à cause d'un empoisonnement.

Le praticien privé n'est pas tenu de traiter chaque personne qui lui demande de l'aide, sauf en cas d'urgence, dans l'intérêt de l'humanité et des nobles traditions de la profession. Il est contraire à l'éthique de refuser un patient en cas d'urgence. Un praticien ne doit pas oublier que la santé et la vie des personnes qui lui sont confiées, et qui dépendent de ses soins, de ses compétences et de son attention, sont de la plus haute importance. L'effort pour sauver le patient doit être la priorité non seulement du professionnel de la santé, mais aussi de la police ou de tout autre citoyen qui se trouve être lié à l'affaire ou qui remarque un tel incident ou une telle situation. Il convient de noter que, lorsqu'un cas d'empoisonnement est suspecté, le praticien qui s'occupe du patient doit remplir ses obligations, d'abord en tant qu'homme de médecine, puis en tant qu'homme médico-légal.

MODALITÉ DE DIAGNOSTIC EN CAS DE SUSPICION D'EMPOISONNEMENT

Le praticien doit être très prudent lorsqu'il donne son avis sur un empoisonnement. Sur un simple soupçon, il ne doit jamais donner d'avis verbal ou écrit, sous peine d'être victime d'une action en dommages-intérêts intentée contre lui. Le praticien doit d'abord diagnostiquer la maladie et ensuite choisir le médicament adéquat.

La tâche du praticien devient très difficile lorsqu'il s'agit de diagnostiquer un cas d'empoisonnement, car, pour éviter une enquête de police, la plupart des gens ne sont pas disposés à lui fournir une histoire vraie et correcte du cas. Pour diverses raisons, il n'est pas toujours possible de diagnostiquer correctement la substance toxique consommée par une personne. Mais chez les sujets vivants, qui se présentent à temps à l'hôpital, le diagnostic du poison est relativement facile. Dans tous les cas de suspicion d'empoisonnement, les données préliminaires doivent être enregistrées, notamment le nom, l'âge, le sexe, l'adresse, la profession, le fait d'avoir été amené par, d'avoir été amené de, d'avoir été amené à (heure) ; l'heure, la date et le lieu de l'examen, le consentement du patient ou de son tuteur (s'il est mineur ou inconscient), les marques d'identification, etc.

Les détails concernant la nature de l'empoisonnement, le moment de la consommation, le moment de l'apparition des manifestations, la nature des manifestations, la nature des vomissements, toute odeur typique, tout traitement reçu, les antécédents d'hypersensibilité aux médicaments doivent être enregistrés. Il convient également d'indiquer si les symptômes sont liés à la prise d'un aliment ou d'une boisson. L'état des autres personnes ayant consommé le même aliment ou la même boisson, la source possible de l'empoisonnement et les antécédents d'empoisonnement doivent être consignés. La victime a-t-elle souffert de dépression ou s'est-elle disputée avec quelqu'un ou y avait-il quelque chose qui la frustrait et de telles manifestations, la nature des vomissements, toute odeur typique, tout traitement reçu, les antécédents d'hypersensibilité aux médicaments doivent être consignés. Il faut également savoir si les symptômes sont liés à la prise d'un aliment ou d'une boisson. L'état des autres personnes ayant consommé le même aliment ou la même boisson doit être examiné.

Le patient doit être examiné minutieusement. Les examens généraux tels que l'état de conscience, le comportement du patient, la température, le pouls, la pression artérielle, la respiration, l'état de la peau (transpiration ou non), la couleur de la peau en cas de cyanose, l'état de la pupille, l'odeur de l'haleine, les taches de vomissures sur les vêtements doivent être recherchés. Il faut également procéder à un examen détaillé de tous les systèmes. Dans un cas suspect d'empoisonnement aigu, le médecin doit essayer de découvrir la nature du poison suspecté, afin de pouvoir administrer immédiatement le traitement approprié et sauver la vie du patient. Dans le cas où il soupçonne une intoxication lente par l'administration de petites doses à intervalles variables, il doit noter très soigneusement tous les symptômes présentés par le patient.

Selon Charak, si un médecin n'est pas en mesure de nommer une maladie particulière, il ne doit pas se sentir gêné pour autant, car il n'est pas toujours possible de nommer tous les types de maladies en termes précis. Le même principe s'applique en cas de suspicion d'empoisonnement. S'il est difficile de déterminer la forme du poison, il faut d'abord traiter le patient de manière symptomatique, afin que la personne/victime reçoive des soins rapides et que sa vie soit préservée. Il est toujours conseillé d'appeler un ou deux collègues en consultation. Enfin, il est très important pour le médecin de juger si l'empoisonnement est homicide, suicidaire ou accidentel.

MODALITÉ DE TRAITEMENT EN CAS DE SUSPICION D'EMPOISONNEMENT :

Le premier devoir d'un médecin, qu'il s'agisse d'un praticien privé ou d'un médecin du gouvernement, est de traiter le patient et de ne pas le laisser mourir à cause d'un empoisonnement. Comme nous le savons, il est essentiel d'obtenir un consentement adéquat avant d'administrer un traitement. Il existe toutefois une exception importante à cette règle. En cas d'urgence, un patient peut être incapable de donner son consentement ; dans ce cas, il convient de s'adresser à un mandataire spécial, s'il est facilement disponible. Si toutefois cette personne n'est pas sur place, il est du devoir du médecin de faire ce qui est immédiatement nécessaire sans consentement.

Le traitement doit être spécifique lorsque la nature du poison est connue et il doit être général : éloignement du patient de la source d'exposition, réanimation, élimination du poison non absorbé, dilution du poison et retardement de son absorption, élimination du poison absorbé, utilisation d'un antidote spécifique ou universel, traitement symptomatique nécessaire, conformément aux "24 procédures générales" décrites dans la Charak Samhita.

Il est conseillé de garder à portée de main certains Agadas à l'hôpital, tels que Ajit Agad, Kshaara Agad, Mritsanjeevan Agad, etc. Il est également utile pour traiter les personnes ou les victimes souffrant d'empoisonnement, lorsque le poison n'est pas connu.

Il est toujours conseillé d'emmener le patient à l'hôpital où le médecin responsable doit être informé de la suspicion, afin qu'il n'autorise personne d'autre que les infirmières de l'hôpital à lui administrer des médicaments et des aliments. Si le patient ne peut être transporté à l'hôpital et s'il peut en assumer les frais, l'emploi de deux infirmières formées et dignes de confiance pour prendre en charge le patient à son domicile, ainsi que la préparation et l'administration de nourriture et de médicaments pour un jour et une nuit, constitueront une garantie contre l'administration ultérieure de poison. Si cet arrangement n'est pas possible, la seule alternative qui reste au médecin est de mettre dans la confidence un proche parent et de l'informer de ses soupçons. Le patient peut également être mis en garde contre le danger s'il est adulte et en pleine possession de ses moyens.

Le secret :

Les informations relatives à la nature de la maladie d'un patient intoxiqué peuvent être divulguées au tuteur ou aux amis du patient. Un médecin ne peut pas cacher des secrets professionnels dans ces cas-là. Par exemple, les intoxications alimentaires, les contaminations, les poisons homicides, etc : Empoisonnement alimentaire, contamination, poisons homicides, etc. qui relèvent de son observation, lorsqu'il a une obligation statutaire envers les autorités de santé publique de l'État.

Renvoi en temps utile :

En cas de suspicion d'empoisonnement, le devoir du médecin est de sauver la vie de la personne ou de la victime en utilisant toutes ses connaissances et compétences à cette fin. Lorsqu'il arrive qu'un homme souffrant d'empoisonnement lui soit amené et que le médecin traitant constate que son traitement ne suffirait pas à sauver la vie de la personne - victime - mais qu'elle a besoin d'une meilleure assistance, ce médecin a le devoir d'emmener la personne ou la victime chez un médecin expert pour lui apporter toute l'aide qu'il peut et veiller également à ce que

LE SERMENT

Très tôt déjà, la personne qualifiée pour exercer la médecine de manière indépendante et au moment d'obtenir l'autorisation des autorités devait prêter serment. Le but du serment est d'amener le médecin à s'engager à respecter les idéaux et la morale de cette profession Nobel.

SERMENT D'HIPPOCRATE

Le serment d'Hippocrate est le serment prêté par les médecins qui s'engagent à pratiquer la médecine de manière éthique et morale. On pense que le serment a été formulé et écrit par Hippocrate, respecté comme le père de la médecine occidentale. Certains pensent également qu'il aurait été rédigé par l'un de ses élèves. Le serment est rédigé en grec ionique (il date du 5e siècle avant notre ère) et est généralement inclus dans le corpus ou la collection hippocratique (la collection hippocratique est une collection d'environ soixante ouvrages médicaux de la Grèce antique associés au médecin Hippocrate et à ses enseignements). Le contenu, l'âge et le style de présentation varient considérablement. Il existe également une ambiguïté quant à la paternité de l'ouvrage.) Dans presque tous les pays, le serment d'Hippocrate est prononcé lorsqu'un professionnel commence à exercer la médecine. De nos jours, c'est une version différente du serment qui est prononcée. La raison en est qu'au fil du temps, il a été réécrit pour correspondre aux valeurs des différentes cultures dans les différents pays.

ORIGINAL TRADUIT EN ANGLAIS

- Je jure par Apollon, le guérisseur, Asclépios, Hygeia et Panacea, et je prends à témoin tous les Dieux, toutes les Déesses, de respecter, selon mes capacités et mon jugement, le serment et l'accord suivants.

- Considérer comme mes parents celui qui m'a enseigné cet art ; vivre en commun avec lui et, s'il le faut, partager mes biens avec lui ; regarder ses enfants comme mes propres frères, leur enseigner cet art.

- Je prescrirai des régimes pour le bien de mes patients en fonction de mes capacités et de mon jugement et je ne ferai jamais de mal à personne.

- Je ne donnerai pas de médicaments mortels à qui que ce soit si on me le demande, et je ne le ferai pas non plus.

- Je déconseille un tel plan ; de même, je ne donnerai pas à une femme un pessaire pour provoquer un avortement. Mais je préserverai la pureté de ma vie et de mes arts.

- Je ne ferai pas de taille de pierre, même pour les patients chez qui la maladie est manifeste ; je laisserai cette opération aux praticiens, spécialistes de cet art.

- Dans les maisons où j'entrerai, je n'entrerai que pour le bien de mes patients, en me tenant à l'écart de toute malice intentionnelle et de toute séduction, et surtout des plaisirs de l'amour avec les femmes ou avec les hommes, qu'ils soient libres ou esclaves.

- Tout ce que je pourrai connaître dans l'exercice de ma profession ou dans le commerce quotidien avec les hommes, et qui ne doit pas être répandu, je le garderai secret et ne le révélerai jamais.

- Si je respecte fidèlement ce serment, je pourrai jouir de ma vie et exercer mon art, respecté par tous les hommes et dans tous les temps ; mais si je m'en écarte ou si je le viole, que le contraire soit mon lot.

Le serment de Maïmonide

Dans les années 1870, de nombreuses écoles de médecine américaines ont choisi de faire prêter le serment de Maïmonide lors des cérémonies de remise des diplômes. Ces écoles ont tenté d'y substituer une version modifiée, plus politiquement et médicalement correcte.

Moïse Maïmonide (1135) était un philosophe juif. Il est né dans la ville espagnole de Cordoue. Plus tard, Maïmonide et sa famille se rendent en Égypte. Il y travaille comme médecin. Il s'est également fait connaître en tant qu'érudit de la loi juive.

Le serment se lit comme suit :

"La providence éternelle m'a chargé de veiller à la vie et à la santé de tes créatures. Que l'amour de mon art m'anime en permanence, que ni l'avarice, ni la pingrerie, ni la soif de gloire ou d'une grande réputation n'occupent mon esprit, car les ennemis de la vérité et de la philanthropie pourraient facilement me tromper et me faire oublier mon but élevé de faire du bien à Tes créatures.

Que je ne voie jamais dans le patient qu'un être humain qui souffre.

Accorde-moi la force, le temps et la possibilité de toujours corriger ce que j'ai acquis, de toujours en étendre le domaine ; car la connaissance est immense et l'esprit de l'homme peut s'étendre indéfiniment pour s'enrichir chaque jour de nouvelles exigences.

Aujourd'hui, il peut découvrir ses erreurs d'hier et demain, il peut obtenir un nouvel éclairage sur ce dont il se croit sûr aujourd'hui. Ô Dieu, Tu m'as désigné pour veiller sur la vie et la mort de Tes créatures ; me voici prêt pour ma vocation et maintenant je me tourne vers mon appel.

SERMENT MODERNE :

Le serment d'Hippocrate a été révisé par la Déclaration de Genève. Une version moderne du serment traditionnel a été rédigée en 1964 par le Dr Louis Lasagna. Il était l'ancien directeur de la Sackler School of Graduate Biomedical Sciences et doyen académique de l'école de médecine de l'université de Tufts. Le serment se lit comme suit :

- Je jure de respecter, au mieux de mes capacités et de mon jugement, le présent engagement.
- Je respecterai les acquis scientifiques durement gagnés par les médecins dans les pas desquels je marche, et je partagerai volontiers les connaissances qui sont les miennes avec ceux qui me suivront.
- J'appliquerai, au bénéfice des malades, toutes les mesures (qui) s'imposent, en évitant les deux pièges du surtraitement et du nihilisme thérapeutique.
- Je me souviendrai que la médecine est un art autant qu'une science, et que la chaleur, la sympathie et la compréhension peuvent l'emporter sur le couteau du chirurgien ou le médicament du chimiste.
- Je n'aurai pas honte de dire "je ne sais pas" et je ne manquerai pas de faire appel à mes collègues lorsque les compétences d'un autre sont nécessaires au rétablissement d'un patient.
- Je respecterai la vie privée de mes patients, car leurs problèmes ne me sont pas révélés pour que le monde puisse en prendre connaissance. Je dois tout particulièrement faire preuve de prudence dans les questions de vie et de mort. S'il m'est donné de sauver une vie, je vous remercie. Mais il se peut aussi qu'il soit en mon pouvoir d'ôter une vie ; cette énorme responsabilité doit être affrontée avec beaucoup d'humilité et en étant conscient de ma

propre fragilité. Surtout, je ne dois pas me prendre pour Dieu.

- Je me souviendrai que je ne traite pas un tableau de fièvre ou une tumeur cancéreuse, mais un être humain malade, dont la maladie peut affecter sa famille et sa stabilité économique. Ma responsabilité englobe ces problèmes connexes si je veux soigner les malades de manière adéquate.
- Je préviendrai les maladies chaque fois que je le pourrai, car la prévention est préférable à la guérison.
- Je me souviendrai que je reste un membre de la société, avec des obligations particulières envers tous mes semblables, les personnes saines de corps et d'esprit ainsi que les infirmes.
- Si je ne viole pas ce serment, puissé-je jouir de la vie et de l'art, respecté de mon vivant et rappelé avec affection par la suite. Puissé-je toujours agir de manière à préserver les traditions de ma vocation et puissé-je longtemps connaître la joie de guérir ceux qui recherchent mon aide.

DÉCLARATION DE GENÈVE

La Déclaration de Genève a été adoptée pour la première fois par l'Assemblée générale de l'Association médicale mondiale à Genève en 1948 et amendée en 1968, 1984, 1994, 2005 et 2006. Il s'agit d'une déclaration par laquelle les médecins s'engagent à travailler avec dévouement pour les idéaux et les objectifs de la médecine. Cette déclaration s'inscrivait dans le contexte des crimes médicaux qui venaient d'être commis dans l'Allemagne nazie. La Déclaration de Genève était en effet une version modifiée du serment d'Hippocrate.

DÉCLARATION ORIGINALE DE GENÈVE

- Je m'engage solennellement à consacrer ma vie au service de l'humanité ;
- Je donnerai à mes enseignants le respect et la gratitude qui leur sont dus ;
- J'exercerai ma profession avec conscience et dignité ;
- La santé et la vie de mon patient seront ma première préoccupation ;
- Je respecterai les secrets qui me sont confiés ;
- Je maintiendrai par tous les moyens en mon pouvoir l'honneur et les nobles traditions de la profession médicale ;
- Mes collègues seront mes frères
- Je ne permettrai pas que des considérations de religion, de nationalité, de race, de parti politique ou de statut social s'interposent entre mon devoir et mon patient ;
- Je maintiendrai le plus grand respect pour la vie humaine, dès sa conception, même sous la menace, je n'utiliserai pas mes connaissances médicales contrairement aux lois de l'humanité ;
- Je fais ces promesses solennellement, librement et sur mon honneur.

DÉCLARATION MODIFIÉE DE GENÈVE

- La déclaration de Genève, telle qu'elle est actuellement modifiée, est libellée comme suit :
- Au moment de l'admission en tant que membre de la profession médicale
- Je m'engage solennellement à consacrer ma vie au service de l'humanité ;
- Je donnerai à mes enseignants le respect et la gratitude qui leur sont dus ;
- J'exercerai ma profession avec conscience et dignité ;
- La santé de mon patient sera ma première préoccupation ;
- Je respecterai les secrets qui me sont confiés, même après la mort du patient ;
- Je maintiendrai par tous les moyens en mon pouvoir l'honneur et les nobles traditions de la profession médicale ;
- Mes collègues seront mes sœurs et mes frères ;

- Je ne permettrai pas que des considérations d'âge, de maladie ou de handicap, de croyance, d'origine ethnique, de sexe, de nationalité, d'affiliation politique, de race, d'orientation sexuelle, de statut social ou de tout autre facteur interviennent entre mon devoir et mon patient ;
- Je maintiendrai le plus grand respect pour la vie humaine ;
- Je n'utiliserai pas mes connaissances médicales pour violer les droits de l'homme et les libertés civiles, même sous la menace ;
- Je fais ces promesses solennellement, librement et sur mon honneur. Les modifications apportées à la déclaration ont été critiquées en raison de l'atteinte portée à l'inviolabilité de la vie humaine. En effet, la version originale faisait de la "santé et de la vie" la "première considération" du médecin, alors que dans la version amendée, les mots "et la vie" ont été supprimés. La version originale exigeait le respect de la vie humaine "depuis sa conception", ce qui a été modifié en 1984 en "depuis le commencement", puis supprimé en 2005. Ces changements ont été critiqués parce qu'ils s'éloignaient de la tradition hippocratique et de la préoccupation post-Nuremberg concernant le manque de respect de la vie humaine.

CONSEIL MÉDICAL INDIEN

(CONDUITE PROFESSIONNELLE, ÉTIQUETTE ET ÉTHIQUE), 2002

CHAPITRE -I

1. **CODE D'ÉTHIQUE MÉDICALE**

A. **Déclaration** : Chaque demandeur, au moment de déposer une demande d'enregistrement en vertu des dispositions de la loi, doit recevoir une copie de la déclaration et doit soumettre une déclaration dûment signée, comme indiqué à l'annexe 1. Le demandeur doit également certifier qu'il a lu la déclaration et qu'il accepte de s'y conformer.

B. **Fonctions et responsabilités du médecin en général :**

1.1 **Caractère du médecin** (médecins titulaires d'un MBBS ou d'un MBBS avec diplôme d'études supérieures ou d'une qualification équivalente dans n'importe quelle discipline médicale) :

1.1.1 Le médecin doit respecter la dignité et l'honneur de sa profession.

1.1.2 L'objectif premier de la profession médicale est de rendre service à l'humanité ; la récompense ou le gain financier n'est qu'une considération secondaire. Quiconque choisit sa profession assume l'obligation de la conduire conformément à ses idéaux. Le médecin doit être un homme droit, instruit dans l'art de guérir. Il doit garder un caractère pur et s'appliquer à soigner les malades ; il doit être modeste, sobre, patient, prompt à s'acquitter de son devoir sans inquiétude ; il doit se conduire avec correction dans sa profession et dans tous les actes de sa vie.

1.1.3 Aucune personne autre qu'un médecin ayant une qualification reconnue par le Medical Council of India et enregistré auprès du Medical Council of India/State Medical Council (s) n'est autorisée à pratiquer le système moderne de médecine ou de chirurgie. Une personne ayant obtenu une qualification dans un autre système de médecine n'est pas autorisée à pratiquer le système moderne de médecine sous quelque forme que ce soit.

1.2 **Maintenir de bonnes pratiques médicales :**

1.2.1 L'objectif principal de la profession médicale est de rendre service à l'humanité dans le plein respect de la dignité de la profession et de l'homme. Les médecins doivent mériter la confiance des patients qui leur sont confiés, en leur rendant à chacun toute la mesure de leur service et de leur dévouement. Le médecin doit s'efforcer en permanence d'améliorer ses connaissances et ses compétences médicales et mettre à la disposition de ses patients et de ses confrères les avantages de ses réalisations professionnelles. Le médecin doit pratiquer des méthodes de guérison fondées sur des bases scientifiques et ne doit pas s'associer professionnellement avec quiconque enfreint ce principe. Les idéaux honorés de la profession médicale impliquent que les responsabilités du médecin s'étendent non seulement aux individus mais aussi à la société.

1.2.2 Adhésion à une société médicale : Pour l'avancement de sa profession, un médecin doit s'affilier à des associations et à des sociétés de professions médicales allopathiques et s'impliquer activement dans le fonctionnement de ces organismes.

1.2.3 Un médecin doit participer à des réunions professionnelles dans le cadre de programmes de formation médicale continue, pendant au moins 30 heures tous les cinq ans, organisées par des organismes universitaires professionnels réputés ou toute autre organisation autorisée. Le respect de cette exigence doit être régulièrement communiqué au Conseil médical de l'Inde ou aux Conseils médicaux des États, selon le cas.

1.3   Tenue des dossiers médicaux :

1.3.1   Tout médecin doit conserver les dossiers médicaux relatifs à ses patients internes pendant une période de trois ans à compter de la date de début du traitement, selon un modèle standard établi par le Conseil médical de l'Inde et joint à l'annexe 3.

1.3.2. Si une demande de dossier médical est formulée par le patient / l'accompagnateur autorisé ou les autorités légales concernées, il peut en être dûment accusé réception et les documents sont délivrés dans un délai de 72 heures.

1.3.3   Un médecin agréé doit tenir un registre des certificats médicaux donnant tous les détails des certificats délivrés. Lorsqu'il délivre un certificat médical, il inscrit toujours les marques d'identification du patient et conserve une copie du certificat. Il ne doit pas omettre d'inscrire la signature et/ou la marque du pouce, l'adresse et au moins une marque d'identification du patient sur les certificats médicaux ou les rapports.

1.3.4   Des efforts sont faits pour informatiser les dossiers médicaux afin de les retrouver rapidement.

1.4   Affichage des numéros d'immatriculation :

1.4.1   Tout médecin doit afficher le numéro d'enregistrement qui lui a été attribué par le Conseil médical de l'État / le Conseil médical de l'Inde dans sa clinique et sur toutes les ordonnances, certificats et reçus qu'il remet à ses patients.

1.4.2   Les médecins ne peuvent faire figurer comme suffixe à leur nom que des diplômes de médecine reconnus ou des certificats/diplômes et des adhésions/honorations qui confèrent des connaissances professionnelles ou reconnaissent des qualifications/réalisations exemplaires.

1.5   Utilisation des noms génériques des médicaments : Chaque médecin doit, dans la mesure du possible, prescrire des médicaments avec des noms génériques et doit veiller à ce que la prescription et l'utilisation des médicaments soient rationnelles.

1.6   L'assurance de la plus haute qualité dans les soins aux patients : Chaque médecin doit contribuer à protéger la profession contre l'admission de personnes dont la moralité ou l'éducation sont déficientes. Le médecin ne doit pas employer, dans le cadre de sa pratique professionnelle, un auxiliaire qui n'est ni enregistré ni enrôlé en vertu des lois médicales en vigueur et ne doit pas permettre à ces personnes d'assister, de traiter ou d'effectuer des opérations sur des patients chaque fois qu'une discrétion ou une compétence professionnelle est requise.

1.7 Dénonciation d'une conduite contraire à l'éthique : Le médecin doit dénoncer, sans crainte ni faveur, les comportements incompétents, corrompus, malhonnêtes ou contraires à l'éthique de la part des membres de la profession.

1.8 Paiement des services professionnels : Le médecin, engagé dans la pratique de la médecine, doit donner la priorité aux intérêts des patients. Les intérêts financiers personnels d'un médecin ne doivent pas entrer en conflit avec les intérêts médicaux des patients. Un médecin doit annoncer ses honoraires avant de rendre son service et non pas une fois que l'opération ou le traitement est en cours. La rémunération reçue pour de tels services doit être sous la forme et le montant spécifiquement annoncés au patient au moment où le service est rendu. Il est contraire à l'éthique de conclure un contrat "no cure no payment". Le médecin qui rend des services au nom de l'État doit s'abstenir d'anticiper ou d'accepter une quelconque contrepartie.

1.9 Évasion des restrictions légales : Le médecin doit respecter les lois du pays régissant l'exercice de la médecine et ne doit pas aider d'autres personnes à se soustraire à ces lois. Il doit coopérer au respect et à l'application des lois et règlements sanitaires dans l'intérêt de la santé publique. Un médecin doit respecter les dispositions des lois nationales telles que la loi de 1940 sur les médicaments et les cosmétiques, la loi de 1948 sur la pharmacie, la loi de 1985 sur les stupéfiants et les substances psychotropes, la loi de 1971 sur l'interruption médicale de grossesse, la loi de 1994 sur la transplantation d'organes humains, la loi de 1987 sur la santé mentale, la loi de 1986 sur la protection de l'environnement et la loi de 1994 sur les tests prénataux de détermination du sexe ; Drugs and Magic Remedies (Objectionable Advertisement) Act, 1954 ; Persons with Disabilities (Equal Opportunities and Full Participation) Act, 1995 and Bio-Medical Waste (Management and Handling) Rules, 1998 and such other Acts, Rules, Regulations made by the Central/State Governments or local Administrative Bodies or any other relevant Act relating to the protection and promotion of public health.

2. LES DEVOIRS DES MÉDECINS À L'ÉGARD DE LEURS PATIENTS

2.1 Obligations envers les malades

2.1.1 Bien que le médecin ne soit pas tenu de soigner chaque personne qui fait appel à ses services, il doit non seulement être toujours prêt à répondre aux appels des malades et des blessés, mais aussi être conscient du caractère élevé de sa mission et de la responsabilité dont il s'acquitte dans le cadre de ses fonctions professionnelles. Dans son traitement, il ne doit jamais oublier que la santé et la vie de ceux qui lui sont confiés dépendent de sa compétence et de son attention. Le médecin doit s'efforcer d'améliorer le confort des malades en effectuant ses visites à l'heure indiquée aux patients. Il est acceptable qu'un médecin conseille à un patient de s'adresser à un autre médecin ; toutefois, en cas d'urgence, le médecin doit traiter le patient. Aucun médecin ne peut refuser arbitrairement de traiter un patient. Toutefois, pour de bonnes raisons, lorsqu'un patient souffre d'une affection qui ne relève pas de l'expérience du médecin traitant, ce dernier peut refuser le traitement et adresser le patient à un autre médecin.

2.1.2 Le médecin présentant une incapacité préjudiciable au patient ou susceptible d'affecter son comportement vis-à-vis du patient n'est pas autorisé à exercer sa profession.

2.2 Patience, délicatesse et secret : Le médecin doit faire preuve de patience et de délicatesse. Les confidences concernant la vie individuelle ou domestique confiées par les patients à un médecin et les défauts de disposition ou de caractère des patients observés au cours de la consultation médicale ne doivent jamais être révélés à moins que leur révélation ne soit exigée par les lois de l'Etat. Parfois, cependant, un médecin doit déterminer si son devoir envers la société lui impose d'utiliser les connaissances qu'il a acquises en toute confiance en tant que médecin, pour protéger une personne en bonne santé contre une maladie transmissible à laquelle elle est sur le point d'être exposée. Dans ce cas, le médecin doit agir comme il souhaiterait qu'une autre personne agisse envers un membre de sa propre famille dans des circonstances similaires.

2.3 Le pronostic : Le médecin ne doit ni exagérer ni minimiser la gravité de l'état du patient. Il doit s'assurer que le patient, ses parents ou ses amis responsables ont une connaissance de l'état du patient qui servira au mieux les intérêts du patient et de sa famille.

2.4 Le patient ne doit pas être négligé : Un médecin est libre de choisir qui il veut servir. Il doit cependant répondre à toute demande d'assistance en cas d'urgence. Une fois qu'il a pris en charge un cas, le médecin ne doit pas négliger le patient, ni se retirer du cas sans en avertir suffisamment le patient et sa famille. Le médecin inscrit à titre provisoire ou définitif ne doit pas commettre délibérément un acte de négligence susceptible de priver son ou ses patients des soins médicaux nécessaires.

2.5 Engagement pour un cas obstétrique : Lorsqu'un médecin engagé pour s'occuper d'un cas obstétrique est absent et qu'un autre est envoyé et que l'accouchement a lieu, le médecin intérimaire a droit à ses honoraires professionnels, mais doit obtenir le consentement de la patiente pour démissionner à l'arrivée du médecin engagé.

CHAPITRE 3

3. OBLIGATIONS DU MÉDECIN EN CONSULTATION

3.1 Les consultations inutiles doivent être évitées :

3.1.1   Toutefois, en cas de maladie grave et dans des conditions douteuses ou difficiles, le médecin doit demander à être consulté, mais en toutes circonstances, cette consultation doit être justifiée et dans l'intérêt du patient uniquement, à l'exclusion de toute autre considération.

3.1.2   La consultation d'un pathologiste ou d'un radiologue, ou le recours à tout autre diagnostic de laboratoire, doit se faire de manière judicieuse et non de façon routinière.

3.2   **Consultation dans l'intérêt du patient** : dans chaque consultation, l'intérêt du patient est primordial. Tous les médecins impliqués dans le dossier doivent être francs avec le patient et ses accompagnateurs.

3.3   **Ponctualité lors des consultations** : Le médecin doit faire preuve de la plus grande ponctualité lorsqu'il se rend disponible pour des consultations.

3.4 Déclaration au patient après la consultation :

3.4.1   Toutes les déclarations au patient ou à ses représentants doivent avoir lieu en présence des médecins consultants, sauf accord contraire. La divulgation de l'avis au patient, à sa famille ou à ses amis incombe à l'accompagnateur médical.

3.4.2   Les divergences d'opinion ne doivent pas être divulguées inutilement, mais en cas de divergence d'opinion irréconciliable, les circonstances doivent être expliquées de manière franche et impartiale au patient, à ses parents ou à ses amis. Il leur serait loisible de demander un avis supplémentaire s'ils le souhaitent.

3.5   Traitement après la consultation : Aucune décision ne doit empêcher le médecin traitant de modifier ultérieurement le traitement en cas de changement inattendu, mais lors de la consultation suivante, les raisons de ces modifications doivent être discutées/expliquées. Le même privilège, avec ses obligations, appartient au consultant lorsqu'il est sollicité en cas d'urgence en l'absence du médecin traitant. Le médecin traitant peut prescrire des médicaments à tout moment au patient, alors que le consultant ne peut le faire qu'en cas d'urgence ou en tant qu'expert lorsqu'il est sollicité.

3.6   Patients adressés à des spécialistes : Lorsqu'un patient est adressé à un spécialiste par le médecin traitant, un résumé du cas du patient doit être remis au spécialiste, qui doit communiquer son avis par écrit au médecin traitant.

3.7 Redevances et autres charges :

3.7.1   Le médecin doit afficher clairement ses honoraires et autres frais sur le tableau de sa chambre et/ou des hôpitaux qu'il visite. L'ordonnance doit également indiquer clairement si le médecin a lui-même délivré un médicament.

3.7.2 Le médecin doit inscrire son nom et sa désignation en toutes lettres, ainsi que les données relatives à l'enregistrement, sur le papier à en-tête de son ordonnance.

4. LES RESPONSABILITÉS DES MÉDECINS LES UNS ENVERS LES AUTRES

4.1 Dépendance des médecins les uns envers les autres : Un médecin doit considérer comme un plaisir et un privilège de rendre des services gratuits à tous les médecins et aux membres de leur famille immédiate qui sont à leur charge.

4.2 Comportement lors des consultations : Lors des consultations, il convient d'éviter tout manque de sincérité, toute rivalité ou toute envie. Il convient d'observer tout le respect dû au médecin responsable du cas et de ne faire aucune déclaration ou remarque susceptible d'entamer la confiance qui lui est accordée. À cette fin, aucune discussion ne doit avoir lieu en présence du patient ou de ses représentants.

4.3 Le consultant ne doit pas prendre en charge le cas : Lorsqu'un médecin a été appelé en consultation, le consultant ne doit normalement pas prendre en charge le cas, en particulier à la demande du patient ou de ses amis. Le consultant ne doit pas critiquer le médecin traitant. Il doit discuter du diagnostic et du plan de traitement avec le médecin traitant.

4.4 Nomination d'un remplaçant : Lorsqu'un médecin demande à un autre médecin de s'occuper de ses patients pendant son absence temporaire de son cabinet, la courtoisie professionnelle exige qu'il n'accepte cette nomination que s'il a la capacité de s'acquitter de cette responsabilité supplémentaire en même temps que de ses autres tâches. Le médecin agissant dans le cadre d'une telle nomination doit accorder la plus grande attention aux intérêts et à la réputation du médecin absent et tous les patients doivent être remis aux soins de ce dernier à son retour.

4.5 Visite du cas d'un autre médecin : Lorsqu'il est du devoir d'un médecin occupant un poste officiel de voir et de faire un rapport sur une maladie ou une blessure, il doit en informer le médecin traitant afin de lui donner la possibilité d'être présent. Le médecin-chef ou le médecin occupant une fonction officielle doit éviter de faire des remarques sur le diagnostic ou le traitement qui a été adopté.

CHAPITRE 5

5 DEVOIRS DU MÉDECIN ENVERS LE PUBLIC ET LA PROFESSION PARAMÉDICALE

5.1 Les médecins en tant que citoyens : Les médecins, en tant que bons citoyens, dotés d'une formation spéciale, doivent diffuser des conseils sur les questions de santé publique. Ils doivent jouer leur rôle dans l'application des lois de la communauté et dans le soutien des institutions qui défendent les intérêts de l'humanité. Ils doivent en particulier coopérer avec les autorités dans l'administration des lois et règlements sanitaires et de santé publique.

5.2 Santé publique et communautaire : Les médecins, en particulier ceux qui travaillent dans le domaine de la santé publique, doivent informer le public des règlements de quarantaine et des mesures de prévention des épidémies et des maladies transmissibles. A tout moment, le médecin doit notifier aux autorités de santé publique constituées tout cas de maladie transmissible dont il a la charge, conformément aux lois, règles et règlements des autorités sanitaires. En cas d'épidémie, le médecin ne doit pas abandonner ses fonctions par crainte de contracter lui-même la maladie.

5.3 Pharmaciens / Infirmiers : Les médecins doivent reconnaître et promouvoir la pratique de différents services paramédicaux tels que la pharmacie et les soins infirmiers en tant que professions et doivent rechercher leur coopération chaque fois que cela est nécessaire.

CHAPITRE 6

6. ACTES CONTRAIRES À L'ÉTHIQUE : Un médecin ne doit pas aider ou encourager ou commettre l'un des actes suivants qui seront interprétés comme contraires à l'éthique.

6.1 La publicité :

6.1.1 La sollicitation de patients, directement ou indirectement, par un médecin, par un groupe de médecins ou par des institutions ou organisations est contraire à l'éthique. Un médecin ne doit pas se servir de lui-même (ou de son nom) comme sujet d'une forme ou d'une manière de publicité ou de réclame par quelque moyen que ce soit, seul ou avec d'autres, qui soit de nature à attirer l'attention sur lui ou sur sa position professionnelle, ses compétences, ses qualifications, ses réalisations, ses accomplissements, ses spécialités, ses nominations, ses associations, ses affiliations ou ses honneurs et/ou de nature à entraîner ordinairement son propre enrichissement. Un médecin ne doit donner à personne, que ce soit contre rémunération ou autrement, une approbation, une recommandation, un aval, un certificat, un rapport ou une déclaration concernant une drogue, un médicament, un remède de nostrum, un article, un appareil ou un dispositif chirurgical ou thérapeutique ou tout produit ou article commercial concernant toute propriété, qualité ou utilisation de celui-ci ou tout test, démonstration ou essai de celui-ci, à utiliser en relation avec son nom, sa signature ou sa photographie dans toute forme ou manière de publicité par quelque moyen que ce soit, ni se vanter de cas, d'opérations, de cures ou de remèdes ou autoriser la publication de rapports à ce sujet par quelque moyen que ce soit. Un médecin est toutefois autorisé à faire une annonce officielle dans la presse concernant les éléments suivants :

(1)   Sur le démarrage de la   pratique.

(2)   Changement de   type de pratique.

(3)   Changement d'   adresse.

(4)   Absence temporaire   du   service.

(5)   Lors de la reprise d'une autre pratique.

(6)   Sur le passage à une autre pratique.

(7)   Déclaration publique de charges.

6.1.2 L'impression d'une autoportrait ou de tout autre matériel publicitaire sur le papier à en-tête ou sur le panneau d'affichage du cabinet de consultation ou de tout autre établissement clinique est considérée comme un acte d'autopublicité et une conduite contraire à l'éthique de la part du médecin. Toutefois, l'impression de croquis, de diagrammes, d'images du système humain n'est pas considérée comme contraire à l'éthique.

6.2   Droits de brevet et de copie : Un médecin peut breveter des instruments chirurgicaux, des appareils et des médicaments ou des applications, méthodes et procédures de copyright. Toutefois, il serait contraire à l'éthique que les avantages de ces brevets ou droits d'auteur ne soient pas mis à disposition dans des situations où l'intérêt d'une grande partie de la population est en jeu.

6.3   Tenue d'un magasin ouvert (distribution de médicaments et d'appareils par les médecins) : - Un médecin ne doit pas tenir un magasin ouvert pour la vente de médicaments, la délivrance d'ordonnances prescrites par d'autres médecins que lui ou la vente d'appareils médicaux ou chirurgicaux. Il n'est pas contraire à l'éthique qu'un médecin prescrive ou fournisse des médicaments, des remèdes ou des appareils tant qu'il n'exploite pas le patient. Les médicaments prescrits par un médecin ou achetés sur le marché pour un patient doivent mentionner explicitement les formules brevetées ainsi que le nom générique du médicament.

6.4   Remises et commissions :

6.4.1   Un médecin ne doit pas donner, solliciter ou recevoir, ni proposer de donner, solliciter ou recevoir, un cadeau, une gratification, une commission ou un bonus en contrepartie ou en retour de l'envoi, de la recommandation ou de l'obtention d'un patient pour un traitement médical, chirurgical ou autre. Un médecin ne doit pas, directement ou indirectement, participer ou être partie à un acte de division, de transfert, de cession, de subordination, de rabais, de fractionnement ou de remboursement d'honoraires pour un traitement médical, chirurgical ou autre.

6.4.2   Les dispositions du paragraphe 6.4.1 s'appliquent avec la même force à l'envoi, à la recommandation ou à l'obtention par un médecin ou toute autre personne d'échantillons ou de matériel à des fins de diagnostic ou d'autres études/travaux. Aucune disposition de la présente section n'interdit toutefois le paiement de salaires par un médecin qualifié à une autre personne dûment qualifiée qui dispense des soins médicaux sous sa supervision.

6.4.3   Remèdes secrets : La prescription ou la délivrance par un médecin de remèdes secrets dont il ne connaît pas la composition, ou la fabrication ou la promotion de leur utilisation est contraire à l'éthique et, en tant que telle, interdite. Tous les médicaments prescrits par un médecin doivent toujours porter une formule exclusive et un nom clair.

6.6   Droits de l'homme : Le médecin ne doit pas aider ou encourager la torture, ni participer à l'infliction de traumatismes mentaux ou physiques ou à la dissimulation de tortures infligées par une autre personne ou un autre organisme en violation flagrante des droits de l'homme.

6.7   Euthanasie : La pratique de l'euthanasie constitue une conduite contraire à l'éthique. Toutefois, dans des cas particuliers, la question du retrait des dispositifs de soutien de la fonction cardio-pulmonaire, même après la mort cérébrale, ne doit être tranchée que par une équipe de médecins et non par le seul médecin traitant. Une équipe de médecins doit déclarer le retrait du système de soutien. Cette équipe se compose du médecin en charge du patient, du médecin-chef / médecin-chef de l'hôpital et d'un médecin désigné par le responsable de l'hôpital parmi le personnel de l'hôpital ou conformément aux dispositions de la loi de 1994 sur la transplantation d'organes humains (Transplantation of Human Organ Act, 1994).

CHAPITRE 7

7. FAUTE : Les actes de commission ou d'omission suivants de la part d'un médecin constituent une faute professionnelle le rendant passible d'une action disciplinaire

7.1 Violation du règlement : S'il commet une infraction au présent règlement.

7.2 S'il ne conserve pas les dossiers médicaux de ses patients en salle pendant une période de trois ans, conformément à la règle 1.3, et s'il refuse de les fournir dans les 72 heures lorsque le patient ou son représentant autorisé en fait la demande, conformément à la règle 1.3.2.

7.3 S'il n'affiche pas le numéro d'enregistrement qui lui a été attribué par le Conseil médical de l'État ou le Conseil médical de l'Inde dans sa clinique, les ordonnances et les certificats, etc. qu'il a délivrés ou s'il enfreint les dispositions de la règle 1.4.2.

7.4 Adultère ou conduite inappropriée : Le médecin qui abuse de sa position professionnelle en commettant l'adultère ou en ayant une conduite inappropriée avec un patient ou en entretenant une association inappropriée avec un patient s'expose à des mesures disciplinaires prévues par la loi de 1956 sur le Conseil médical indien ou par la loi sur le Conseil médical de l'État concerné.

7.5 Condamnation par un tribunal : Condamnation par un tribunal pour des délits de turpitude morale / actes criminels.

7.6 Tests de détermination du sexe : En aucun cas un test de détermination du sexe ne doit être entrepris dans l'intention de mettre fin à la vie d'un fœtus féminin se développant dans l'utérus de sa mère, à moins qu'il n'y ait d'autres indications absolues pour l'interruption de grossesse comme spécifié dans le Medical Termination of Pregnancy Act (loi sur l'interruption médicale de grossesse) de 1971. Tout acte d'interruption de grossesse d'un fœtus féminin normal équivalant à un fœticide féminin sera considéré comme une faute professionnelle de la part du médecin, entraînant une radiation pénale et le rendant passible de poursuites pénales conformément aux dispositions de la présente loi.

7.7 Signature de certificats, rapports et autres documents professionnels : Les médecins agréés sont, dans certains cas, tenus par la loi de donner, ou peuvent de temps à autre être appelés ou priés de donner des certificats, notifications, rapports et autres documents de nature similaire signés par eux en leur qualité professionnelle pour utilisation ultérieure devant les tribunaux ou à des fins administratives, etc.

Ces documents comprennent, entre autres, ceux figurant à l'annexe -4. Tout praticien inscrit dont il est démontré qu'il a signé ou donné sous son nom et son autorité un certificat, une notification, un rapport ou un document de nature similaire qui est faux, trompeur ou inapproprié, est susceptible de voir son nom rayé du registre.

7.8 Un médecin agréé ne doit pas contrevenir aux dispositions de la loi sur les médicaments et les cosmétiques et de ses règlements d'application. En conséquence,

a)   Prescrire des stéroïdes ou des psychotropes en l'absence d'indication médicale absolue ;

b)   Vendre des médicaments et des poisons des annexes H et L au public, sauf à son patient ;

7.9 Pratiquer ou permettre à une personne non qualifiée de pratiquer un avortement ou toute opération illégale pour laquelle il n'y a pas d'indication médicale, chirurgicale ou psychologique.

7.10 Un médecin agréé ne peut délivrer de certificat d'efficacité en médecine moderne à une personne non qualifiée ou non médecin.

7.11 Un médecin ne doit pas publier dans la presse non spécialisée des articles et donner des interviews sur des maladies et des traitements qui pourraient avoir pour effet de faire sa propre publicité ou de solliciter des pratiques ; mais il est libre d'écrire à la presse non spécialisée sous son propre nom sur des questions de santé publique, d'hygiène, de sécurité et de santé publique.

7.12 Une institution gérée par un médecin dans un but particulier, telle qu'une maternité, une maison de soins infirmiers, un hôpital privé, un centre de rééducation ou tout type d'institution de formation, etc. peut faire l'objet d'une publicité dans la presse non spécialisée, mais cette publicité ne doit pas contenir autre chose que le nom de l'institution, le type de patients admis, le type de formation et les autres facilités offertes, ainsi que les tarifs.

7.13 Il n'est pas correct pour un médecin d'utiliser un panneau d'une taille inhabituelle et d'y inscrire autre chose que son nom, ses qualifications obtenues auprès d'une université ou d'un organisme statutaire, les titres et le nom de sa spécialité, son numéro d'inscription, y compris le nom du conseil médical de l'État sous lequel il est inscrit. Le contenu de ses ordonnances doit être le même. Il n'est pas correct d'apposer un panneau d'affichage sur la boutique d'un pharmacien ou dans des lieux où il ne réside pas ou ne travaille pas.

7.14 Le médecin agréé ne doit pas divulguer les secrets d'un patient qu'il a appris dans l'exercice de sa profession, à l'exception des cas suivants

     I. Devant un tribunal, sous l'autorité du président du tribunal ;

     II. Dans des circonstances où il existe un risque grave et identifié pour une personne et/ou une communauté spécifique ; et

III.   Maladies à déclaration obligatoire.

En cas de maladies transmissibles/à déclaration obligatoire, les autorités de santé publique concernées doivent être informées immédiatement.

7.15 Le médecin agréé ne peut refuser, pour des motifs religieux uniquement, d'apporter son aide ou de pratiquer la stérilité, la régulation des naissances, la circoncision et l'interruption médicale de grossesse lorsqu'il existe une indication médicale, à moins qu'il ne se sente lui-même incompétent pour le faire.

7.16 Avant de pratiquer une opération, le médecin doit obtenir par écrit le consentement du mari ou de la femme, des parents ou du tuteur s'il s'agit d'un mineur, ou du patient lui-même, selon le cas. Dans le cas d'une opération susceptible d'entraîner la stérilité, le consentement du mari et de la femme est nécessaire.

7.17 Un médecin agréé ne doit pas publier de photographies ou de rapports de cas de ses patients sans leur autorisation, dans une revue médicale ou autre, d'une manière qui permette d'établir leur identité. Si l'identité ne doit pas être divulguée, le consentement n'est pas nécessaire.

7.18 Dans le cas de la gestion d'une maison de repos par un médecin et de l'emploi d'assistants pour l'aider, la responsabilité finale incombe au médecin.

7.19 Le médecin ne doit pas faire appel à des rabatteurs ou à des agents pour obtenir des patients.

7.20 Un médecin ne peut prétendre à la qualité de spécialiste que s'il possède une qualification particulière dans cette branche.

7.21 Aucun acte de fécondation in vitro ou d'insémination artificielle ne peut être entrepris sans le consentement éclairé de la patiente et de son conjoint ainsi que du donneur. Ce consentement ne peut être obtenu par écrit qu'après que la patiente a reçu, à son propre niveau de compréhension, des informations suffisantes sur le but, les méthodes, les risques, les inconvénients et les déceptions liés à la procédure, ainsi que sur les risques et dangers éventuels.

7.22 Recherche : Des essais cliniques de médicaments ou d'autres recherches impliquant des patients ou des volontaires conformément aux lignes directrices de l'ICMR peuvent être entrepris, à condition que des considérations éthiques soient prises en compte. La violation des lignes directrices existantes de l'ICMR à cet égard constitue une faute professionnelle. Le consentement du patient à l'essai d'un médicament ou d'une thérapie qui n'est pas conforme aux lignes directrices est également considéré comme une faute.

7.23 Si un médecin affecté dans une zone rurale est absent à plus de deux reprises lors d'une inspection effectuée par le chef de l'autorité sanitaire du district ou le président du Zila Parishad, cette absence sera considérée comme une faute si le gouvernement de l'État recommande au Conseil médical de l'Inde/Conseil médical de l'État de prendre des mesures en vertu du présent règlement.

7.24 Si un médecin affecté à un collège/institution médical, que ce soit en tant que professeur ou autre, doit rester à l'hôpital/au collège pendant les heures de service qui lui sont assignées. S'il est absent à plus de deux reprises au cours de cette période, l'absence sera considérée comme une faute si elle est certifiée par le directeur ou le surintendant médical et transmise par le gouvernement de l'État au Conseil médical de l'Inde ou au Conseil médical de l'État pour qu'il prenne les mesures prévues par le présent règlement.

CHAPITRE 8

8. SANCTIONS ET MESURES DISCIPLINAIRES

8.1 Il doit être clairement entendu que les cas d'infractions et de fautes professionnelles mentionnés ci-dessus ne constituent pas et ne sont pas censés constituer une liste complète des actes infâmes qui appellent une action disciplinaire, et qu'en publiant cet avis, le Conseil médical de l'Inde et les Conseils médicaux d'État ne sont nullement empêchés d'examiner et de traiter toute autre forme de faute professionnelle de la part d'un praticien inscrit au tableau de l'ordre. Des circonstances peuvent survenir et surviennent de temps à autre, en relation avec des questions de faute professionnelle qui n'entrent pas dans l'une ou l'autre de ces catégories. Il convient de veiller à ce que le code ne soit pas violé dans sa lettre ou dans son esprit. Dans ces cas comme dans tous les autres, le Conseil médical de l'Inde et/ou les Conseils médicaux d'État doivent examiner les faits qui leur sont soumis et prendre une décision à leur sujet.

8.2 Il est précisé que toute plainte pour faute professionnelle peut être portée devant l'ordre des médecins compétent en vue d'une action disciplinaire. Dès réception d'une plainte pour faute professionnelle, l'ordre des médecins compétent procède à une enquête et donne au médecin agréé la possibilité d'être entendu en personne ou par l'intermédiaire d'un avocat. Si le médecin est reconnu coupable d'avoir commis une faute professionnelle, le conseil médical compétent peut infliger la sanction jugée nécessaire ou ordonner la radiation pure et simple ou pour une période déterminée du nom du praticien contrevenant inscrit au tableau de l'ordre. La radiation du registre doit faire l'objet d'une large publicité dans la presse locale ainsi que dans les publications des différentes associations/sociétés/organismes médicaux.

8.3 Si la peine de radiation du registre est limitée dans le temps, le Conseil compétent peut également ordonner que le nom ainsi radié soit rétabli dans le registre à l'expiration de la période pour laquelle la radiation a été ordonnée.

8.4 La décision sur la plainte contre le médecin délinquant doit être prise dans un délai de 6 mois.

8.5 Pendant la durée de la plainte, le Conseil compétent peut interdire au médecin d'effectuer l'acte ou la pratique qui fait l'objet de l'examen.

8.6 L'incompétence professionnelle est jugée par un groupe de pairs conformément aux lignes directrices prescrites par le Conseil médical de l'Inde.

RÉFÉRENCES :

Sharma.Prof.Priyavrat. (2011),CharakaSamhita,Vimanasthana8/3 -13 (Vol. 1),Chaukhambha Orientalia,V aranasi

ш Murthy.Prof.K.R.Srikantha(2010),SushrutaSamhitaSutrasthana2/4-7,4/7,3/47,3/52-53,10/3,34/19- 20, 25/43-44 (Vol.1)Chaukhambha Orientalia,Varanasi

ш The student's Sanskrit English Dictionary par Vaman Shivaram Apte, II edition (2005), Publisher- Motilal Banarsidas, Bangalore,India

Ashtanga Hridaya sutrasthan de Vagbhata avec le commentaire Sarvanga Sundari d'Arunadatta et le commentaire Ayurveda Rasayana d'Hemadri, 1996 Académie Krishnadas, Varanasi

ш Bhaishajya Ratnavali de Sri Govinda Das, Vidyotini Hindi Commentary by Sri Ambikadatta Shastry, 2004, Chaukhambha Sanskrita Samsthan, Varanasi.

ш Bhela Samhita par Acharya Bhela, édité par Sri Girija Dayalu Shukla, réimpression 1999, Chaukhambha Sanskrita Samsthan, Varanasi.

Kashyapa Samhita-Vriddha Jeevaka Tantra, révisé par Vatsya, traduction sanskrite par Rajguru Pt. Hemaraja Sharma et commentaire hindi Vidyotini par Sri Satyapal Bhishagacharya, 1953, Chaukhambha Sanskrit Series.

Ashtanga Sangraha with Sasilekha Commentary of Indu, édité par Late Dr. Pandit Rao, Vaidya Ayodhya Pandey, Maulika Siddhanta Vibhaga, 1991, Gujarat Ayurveda University, Jamnagar, Central Ayurveda and Siddha Research Institute, New Delhi.

Yogratnakara, purbardha-Vidyotini hindhi commenté par Vaidya Sri Laxmi Pati Shastri, Chaukhambha Sanskrita Samsthan, Varanasi

Madhava Nidanam avec le commentaire Madhukosha de Vijayarakshita et Shrikanthadatta, édité par le commentaire hindi de Vimala-Madhura, Chaukhambha Surabhi Prakashan, Varanasi.

R.Vidyanath (2013), Ashtanga Hridaya, Sutrasthana Chaukhambha Surbharati Prakashan, Varanasi.

ш Shabdakalpadrumam de Sri Raja Radhakantha Deva, Vol : I - V, Rashtriya Sanskrita Samsthan, New Delhi.

Dhanvantari Nighantu, édité par Prof. P.V.Sharma, IV édition. 2005, Chaukhambha Orientalia, Varanasi

ш Textbook of Agadtantra by Prof. Dr .S.G.Huparikar,1st edition,2008,Rashriya Shikshan Mandal,Pune
ш www.collinsdictionary.com
ш www. oxforddictionaries.com
ш www.mciindia.org/Rules-and-Regulation

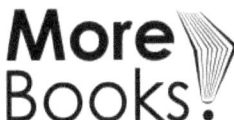
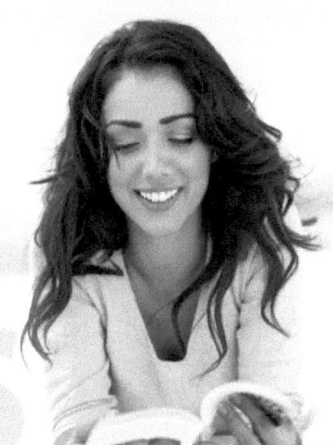
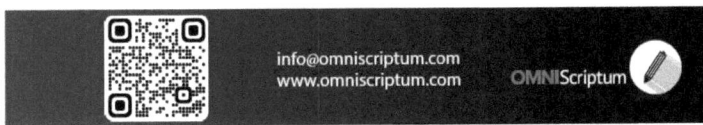

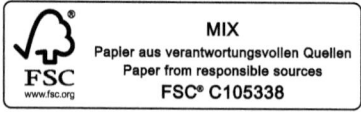

Printed by Books on Demand GmbH, Norderstedt / Germany